抗新型冠状病毒肺炎

心理自助手册

市民版

福建师范大学心理学院
福建省心理学会　编

U0214714

海峡出版发行集团
THE STRAITS PUBLISHING & DISTRIBUTING GROUP

福建科学技术出版社

图书在版编目（CIP）数据

抗新型冠状病毒肺炎心理自助手册：市民版：配视频 / 福建师范大学心理学院，福建省心理学会编 . —福州：福建科学技术出版社，2020.3

ISBN 978-7-5335-6099-7

Ⅰ.①抗… Ⅱ.①福… ②福… Ⅲ.①日冕形病毒—病毒病—肺炎—心理疏导—手册 Ⅳ.① R395.6-62

中国版本图书馆 CIP 数据核字（2020）第 035077 号

书　　名	抗新型冠状病毒肺炎心理自助手册：市民版（配视频）	
编　　者	福建师范大学心理学院	
	福建省心理学会	
出版发行	福建科学技术出版社	
社　　址	福州市东水路 76 号（邮编 350001）	
网　　址	www.fjstp.com	
经　　销	福建新华发行（集团）有限责任公司	
印　　刷	福建新华印刷有限责任公司	
开　　本	889 毫米 ×1194 毫米　1 / 32	
印　　张	2.5	
图　　文	74 码	
版　　次	2020 年 3 月第 1 版	
印　　次	2020 年 3 月第 1 次印刷	
书　　号	ISBN 978-7-5335-6099-7	
定　　价	18.00 元	

书中如有印装质量问题，可直接向本社调换

前言

亲爱的朋友：

您好！疫情发生后，随着疫情的发展我们的心理在不断地变化。疫情开始时，感到的紧张、恐慌、焦虑、抑郁等糟糕的情绪，是怎么回事？家里怎么防疫，怎么帮助家中的老人和孩子？现在已经开始复工了，怎么做好自我保护？等等。告诉你，心理危机是一种正常的生活经历。危机会使生活变得混乱，打破已经稳定的生活状态，出现心理失衡，如果我们掌握了自主处理危机的方法，顺利渡过危机，我们的心理能力就会得以提高。

心理学的研究告诉我们，危机事件发生后一般会经历三个时期。感到震惊、恐慌、不知所措，这时我们处在危机的冲击期；
自我探索、积极采取各种方法解决心理问
题，恢复正常的生活和工作，就进入解决期；
危机结束后，我们学会了应对危机的方法，
提高了解决问题的能力，就到了最后的成
长期。每个人都有改善和提升自己心理的
能力，都能发挥自己的主观能动性调节自
身心理、改善不合理的行为和活动，提升
自己的心理品质。

应福建科学技术出版社的约请，我们编
写了这本自助手册送给大家。希望，更是
相信各位通过学习心理自助方法，都能解
决自己的心理或情绪问题，获得更多的感
悟，发展更好的自我。

自助者天助之。祝愿我们每位朋友在疫
情结束时，都能健康快乐地新启自己美好
的明天。

福建师范大学心理学院教授，院长
福建省心理学会理事长

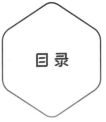

目录

心理防疫：
社区管理者
应知会的二三事

扫码免费观看视频

非常时期，社区封闭管理虽阻断了病毒感染的途径，但无法阻止人们心理上对病毒的恐惧，因此应关注社区居民的心理状况。作为社区管理者，知会如下几点心理学常识，将有助于工作开展。

1. 及时更新疫情信息

可利用电子信息屏和微信群、QQ 群等工具及时更新疫情的最新消息、普及关于新型冠状病毒肺炎的常识。公开透明的信息来源能够给居民提供安全感。

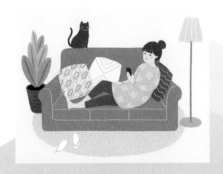

2. 及时解释封闭管理的原因

当社区突然实施封闭管理时，民众会自然而然地做出许多猜想，其中就包含很多负面猜想，如"是不是我们周边有谁被感染了？""是不是疫情更加严重了？"等，及时向民众解释社区封闭管理的原因，可以舒缓民众的紧张和焦虑，也能阻止这种不良情绪在整个社区蔓延。

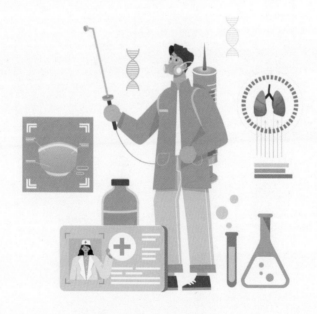

3. 分享应对心理应激的方法

心理应激反应是人体对各种紧张刺激产生的适应性反应，例如紧张、焦虑、恐惧等。可向民众介绍一些应对心理应激的方法，鼓励他们进行心理自助。例如：

（1）鼓励居民保持积极向上的乐观心态。

（2）将注意力集中在当下要完成的工作上。

（3）与家人共度高质量的时光，同时做好卫生。

（4）请状态低迷者及时寻求心理援助。

2

疫情时期 "宅家"会出现哪些 心理反应

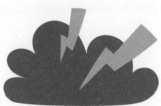

扫码免费观看视频

世界卫生组织调查显示，重大灾难事件后，有30%~50%的人会出现中度至重度心理失调。常见的心理现象包括：

● 非常担心自己和身边人的健康；

● 精神差，对娱乐活动没兴趣；

● 听到周围人咳嗽、打喷嚏就很紧张；

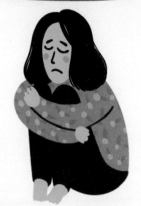

● 非常在意身体的任何不舒服；

● 反复刷疫情相关消息；

● 反复洗手、消毒物品；

● 会对那些哈哈大笑或看喜剧节目的人感到生气，觉得他们应该感到羞愧；

● 产生睡眠问题（难入睡、睡不醒、做噩梦、易惊醒等）；

● 反复回想自己去过的地方、接触过的人，排查可能接触感染源的地方；

● 一想到疫情的相关情况，就会被无力感充斥，什么都不想做；

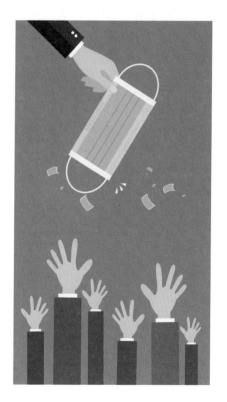

● 认为那些在疫情中拒绝做防护的人是不负责任的，应当被谴责；

● 对身边人对疫情不重视的态度感到愤怒；

● 担忧疫情比已报道的情况严重得多，担心最终完全失控；

● 担心家里食物和口罩短缺无处购买。

如果你出现了以上反应，你可能会觉得自己得了心理疾病，这时请先不要过分恐慌。其实适度的紧张和担忧能够帮助我们更好地应对危机。但如果你发现这些想法已经频繁出现在大脑中，打乱了正常的生活节奏，建议你采用适当的心理调适方法（可参考本手册相关文章）来帮助自己，或者寻求专业心理帮助。

3

心理应激反应的自我识别与应对

新型冠状病毒肺炎疫情对很多人来说，是一个较强应激源，会使人们在情绪、生理、思维和行为上发生许多改变。

情绪上，我们可能会比以往波动得更大、程度更深、持续时间更久，并往往伴随多种复杂的感受；生理上，我们可能会感到身体上出现无明显原因的疼痛、身体颤抖、食欲变化等；思维上，我们可能会感到记忆力下降、注意力下降、做决定犹豫不决等；行为上，我们可能会更多地吸烟或饮酒、进食，睡眠发生变化、社交发生变化等。这些都是正常的现象，不需要过度的惊慌。同时，我们可以尝试着做些努力：

1. 学会和情绪共处

试着合理地宣泄情绪，如做一些室内运动；或者寻找亲朋好友的支持；在线聊聊天，避免独自陷入负面情绪中难以自拔。

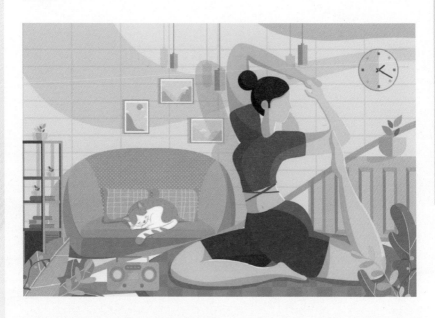

2. 维持正常的生活作息

大人和孩子按照正常规律起床、吃饭、睡觉，合理安排好学习、工作和娱乐的时间。

3. 学会一些放松技巧

比如，腹式呼吸法。①找到一个舒服的状态，坐着或躺着都可以；②把手轻轻放在肚子上、慢慢深吸一口气，感受肚子因为吸气而慢慢膨

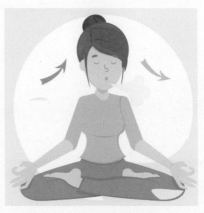

胀起来的感觉；③慢慢地将气呼出来，再感受肚子慢慢回缩的感觉。重复这些动作，直到感觉到身体放松、情绪慢慢缓解即可。

4

疫情袭来莫慌乱，学会自助心健康

扫码免费观看视频

◆ 1. 保持平常心

　　疫情当下的心理变化是人由于内外环境的突然变化导致的应激反应。要意识到这是一种正常的心理反应，只是暂时的，并且可以通过恰当的方式解决。

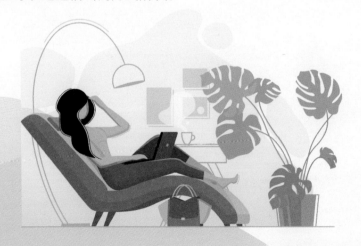

2. 调整不合理认知

一个人的焦虑或恐惧等，往往不是事件本身造成的，而是源于个体对事件的不合理认知。当你不小心掉入这些陷阱时莫着急，可采用积极联想法进行心理疏导：每天花10~15分钟进行1~2次积极联想，可以回忆自己生活中欢乐美好的时光，想象世界上宁静美丽的风景，将这些积极的内容和自己联系在一起。

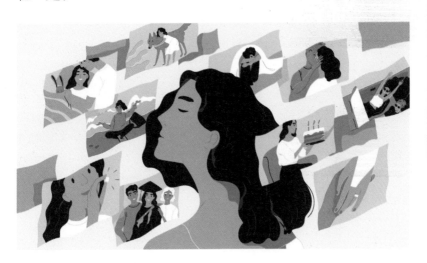

3. 正确宣泄情绪

首先，学会表达，可以将近期的事件和自己的感受通过文字或绘画表达自己的情绪；其次，沟通交流，可以通过亲朋好友之间的有效沟通获取心理支持；最后，勇敢求助，在情况严重时要勇于寻求专业人士的帮助。

4. 做有意义的事情

对抗失控感、焦虑感的最有建设性的做法是克服自己的恐惧，去做更有价值、更有意义的事情。若我们能够去帮助他人、关心他人、做建设性的工作，就能增强自己的力量，增加对环境的控制感。

5

被动"宅"的我们，如何进行自我心理调适

扫码免费观看视频

在这段特殊的日子里，我们可以通过以下几点进行自我调适：

1. 让生活作息保持规律

疫情严峻，假日延期，维持正常的生活作息以保持生活的稳定性，是维持心身健康的必要条件。

2. 列出愉悦清单，并坚持执行

列出平日里会令自己开心的一系列事情，并执行它。比如试着为自己和家人做顿平时没空做的美食，与家人做互动小游戏、真诚地聊天，等等。

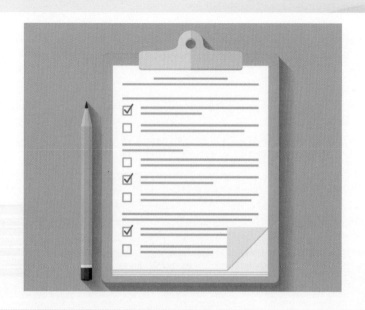

3. 避免对疫情信息的过度关注

信息"过载"会带来较大的心理负担，不仅会影响我们的正常生活，还会直接影响自身的免疫力。控制自己每天接收有关疫情信息的时间，尤其在睡前不宜过分关注相关信息。对战胜疫情充满信心，有利于自己的身心健康。

4. 适当的运动

运动能帮助我们减少精神上的紧张，增强心血管功能，增加自我效能，提高自信心，降低沮丧情绪等。可以跟

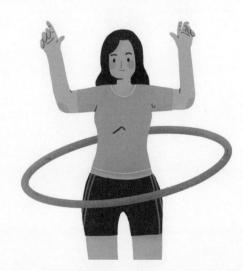

着网络上的视频做几遍广播体操，再练一练八段锦，也可以尝试腹式呼吸法与蝴蝶拍等。

6

总担心自己被传染了，怎么办

扫码免费观看视频

　　每天，新闻里报道的感染人数都在增加，疫情严峻。这让一些人也觉得身体不舒服，总觉得自己可能也被感染了。首先，可以通过测体温、在线问诊等方法进行确认。如果排除了感染新冠肺炎的可能性，那么身体上的不舒服很可能是因为对疫情过度紧张而造成的。这时可通过以下几点来调节：

1. 避免信息"过载"

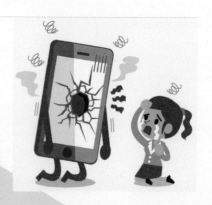

　　疫情相关的信息通过微信、媒体、网络、人们的口耳相传进行传播。每天注意力被这些信息吸引，情绪随着疫情和舆情的变化而波动，精力和

理智被大量地消耗。因此，可以限制自己每天接收疫情信息的时间，并且关注专业的疫情发布平台（如丁香医生、腾讯新闻等）来了解疫情进展。

2. 保持作息规律

充分休息，保持充沛的精力。很多身体上的不舒服可能是生活节律混乱造成的，调整作息后，就自然消失了。保持自己的日常工作量，把注意力从疫情转移到实际工作中，有助于自己客观冷静地看待疫情。

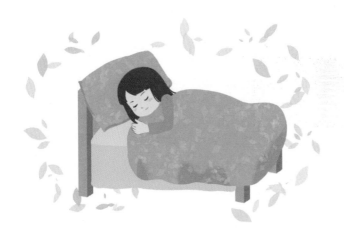

3. 进行放松训练

当我们过度焦虑时，还可以上网搜索一些方法，按照指导语进行放松训练，如深呼吸、渐进式肌肉放松等。

7

我是例外？
盲目乐观可能害了你

扫码免费观看视频

新冠肺炎疫情发生以来，有些已出现早期感染症状的患者，以及从疫情严重地区返乡的人员，不但隐瞒自身情况，甚至出门参加聚餐。这可能是侥幸心理作祟，认为自己平常身体好，运气佳，应该不会有事。社会心理学中的"盲目乐观"说的就是这种现象。

盲目乐观指的是，人们认为好事更可能发生在自己身上，而坏事往往会发生在别人身上。这种盲目乐观的心态可以进一步用"虚假一致性"和"虚假独特性"来解释。"虚假一致性"指的是，人们往往会高估别人对自己观点的赞成度以及和自己的相似度。而"虚假独特性"指的是，人们会把自己的才智和品德看成是超乎寻常的，因而会认为别人会失败，但自己不会。

现实生活中，酒醉驾驶的司机往往就是出于"虚假一致性"和"虚假独特性"的盲目乐观心态。一方面，他们认为，但应酬是难免的，开了车来不开回去不方便，其他人也一定会这么做；另一方面，他们认为自己运气好，就算其他人酒驾被抓，自己也会侥幸逃脱。

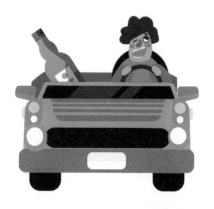

面对封闭管理社区的情况，如果我们也抱着盲目乐观的心理，恐怕会害了自己，也会害了别人。因此建议大家，一定严格遵守社区安排，积极配合做好疫情防控，不聚会，不串门，这也是对自身安全的最有力保障。

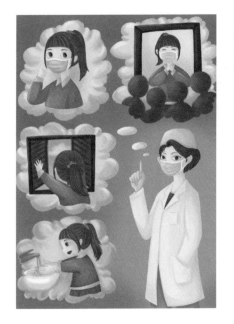

8

如何在封锁的小区中保持好心态

扫码免费观看视频

1. 健康生活习惯

照顾好自己和家人，做好防护工作，健康饮食，作息规律，给自己安排一些日常活动，或者制订一个短期计划，督促自己和家人共同行动。

2. 拒绝负性思维

面对小区封锁，有人认为疫情会越来越糟，人人危在旦夕；再也不会好起来了，感觉

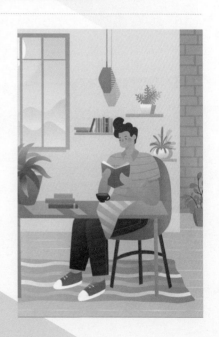

没有希望了等；想到这些难免恐慌不安。所以，一旦脑中出现类似想法，要及时制止。要相信专业人士的实力与努力，相信我们能够战胜病毒，一切都会好起来的。

3. 寻求社会支持

小区封锁后不能出门，似乎与世隔绝了。这时我们更需要主动寻求社会支持，比如通过电话或网络联系亲朋好友，倾诉自己的情绪，回忆往事和畅谈未来等。如果出现比较严重的负面情绪，还可拨打有关部门开设的疫情心理支持热线，或到相关防疫网站寻求帮助。

4. 认准官方消息，不要听信谣言

疫情来临时，我们可能会不由自主地搜索一些疫情信息，

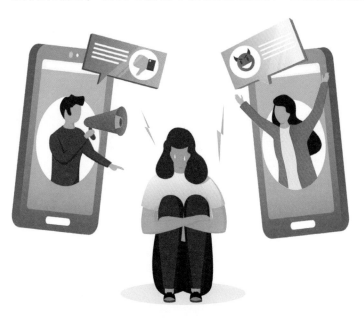

并与之对应回想某些细节，判断自己是否被感染，对号入座，进一步引发焦虑情绪。网络虽便捷，但也有许多虚假信息扰乱我们的视听，此时，我们一定要严格甄别信息来源，认准权威机构发布的数据。

学会"呼吸术"，
缓解不安感

扫码免费观看视频

新年伊始，新冠肺炎疫情突然爆发，很多同学长时间待在家中，时时感到焦虑与不安。这里告诉大家两种呼吸法来进行自我心理调适。

一、调节呼吸放松法

具体做法如下：

1. 吸气

缓慢并深深地按"1—2—3—4"吸气，约 4 秒钟使空气充满胸部。呼吸应均匀、舒适而有节奏。

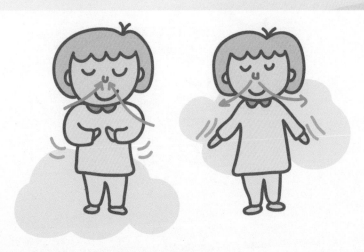

2. 停顿

把空气吸入后稍加停顿。感到轻松、舒适、不憋气。

3. 呼气

要自然而然地，慢慢地把肺底的气体呼出来。此时，肩膀、胸，直至膈肌等都感到轻松舒适。在呼吸时还要想象着将"紧张"徐徐地驱除了出来。注意放松的节拍和速度。

以上 3 个动作，连续做 10 遍，会使呼吸变得自然而均匀；再做 10 遍会使你欢快舒畅而又心情平静；再做 10 遍会使呼吸缓慢深长而又充分放松。

二、腹式呼吸放松法

具体做法如下：

1. 吸气

采取仰卧或舒适的坐姿，可以把一只手放在腹部肚脐处，放松全身。先自然呼吸，然后吸气，最大限度地向外扩张腹部，使腹部鼓起，胸部保持不动。

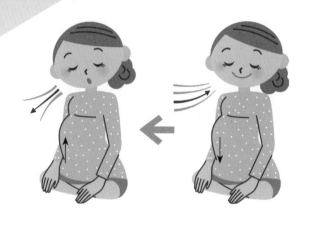

2. 呼气

腹部自然凹进，向内朝脊柱方向收，胸部保持不动。最大限度地向内收缩腹部，把所有气从肺部呼出去，这样做时，会使横膈膜自然而然地升起。循环往复，保持每一次呼吸的节奏一致，细心体会腹部的一起一落。

在家就能做的
焦虑缓解操

扫码免费观看视频

随着新型冠状病毒肺炎疫情蔓延，个人难免会产生焦虑情绪。我们可以试着用系统脱敏法，缓解焦虑，正确应对疫情。

🔹 第一步，学会放松。

运用肌肉渐进式放松训练。训练时要先学会体验肌肉紧张与肌肉松弛间感觉上的差别，然后对全身各部分肌肉进行先紧张后放松的训练。

🔹 第二步，建立焦虑事件层级。

先确定一个最平静的相关情境或事件，将它的焦虑程度用分值 0 来表示。接着确定一个最焦虑的情境或事件，将其分值指定为 100。最后把各焦虑事件按主观程度由弱到强进行排列，

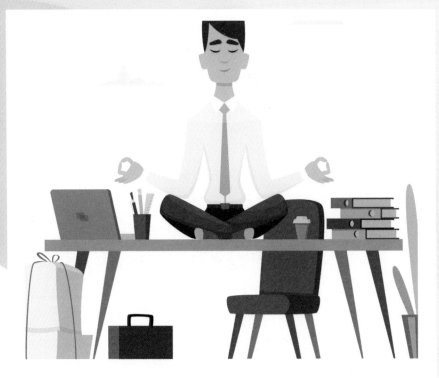

两个相邻焦虑事件之间的层级差约 10 分，并建立起对应的"焦虑事件层级表"。

第三步，想象着某一等级的刺激物或事件。

若脑海中呈现清晰的画面并感到紧张时，立即停止想象并全身放松。之后反复重复以上过程，直到不再对想象感到焦虑或恐惧，那么该等级的脱敏就完成了。以此类推，继续做下一个等级的脱敏训练。一次想象训练不超过 3 个等级，如果训练中某一等级出现强烈的情绪，则应降级重新训练，直到可适应时再往高等级进行。

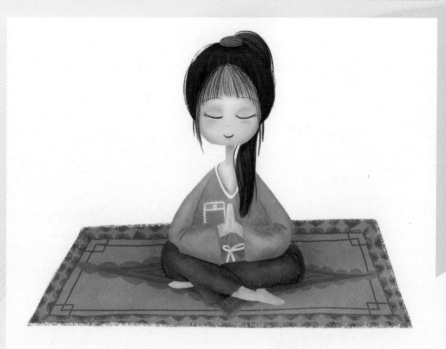

11

新冠肺炎来袭，如何抵抗不良情绪

扫码免费观看视频

疫情相关信息的爆炸式推送，让人们突然感到压力的降临，与之伴随的是一系列身体与心理的恐惧、焦虑、不安等情绪，这是一种常见的"应激"状态，也是一种社会适应的方式。面对这些在疫情下产生的不良情绪，我们应该采取理性的态度来面对。

🔵 首先，了解自己的不良情绪。

可以通过搜索一些心理量表，对自己的心理状况做一个简单的测试，了解自己目前面临的不良情绪，比如焦虑量表、抑郁量表、恐惧量表等。

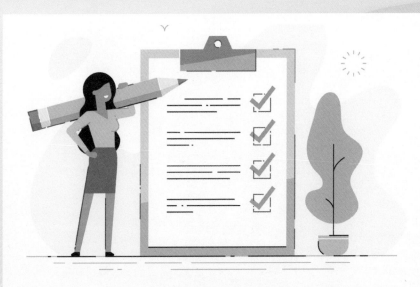

● 其次，寻找产生不良情绪的根源。

从自己的身体状态、生活作息、工作学习、日常行为等方面寻找自己不良情绪产生的原因。比如，对于原本有运动习惯的人而言，久居家中容易造成身体上的不适，也会使得有些人作息时间紊乱，工作效率变得低下，等等，这些都可能成为心理不适的诱因。

● 第三，从心理和行为上进行防疫的应激自助。

心理上，应合理地宣泄情绪，放松身心。首先认识到疫情期间的恐惧、焦虑不安等是正常现象，不必对这种情绪产生新的恐慌。其次找到合适的宣泄方式，让情绪得以缓解和调节。行为上，在缓解情绪时，可以通过正念、冥想、调整呼吸以及室内运动和听音乐等方式，让自己的情绪平缓下来。冥想和正

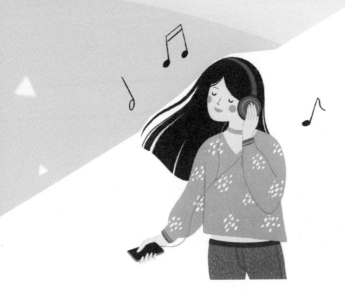

念可以让我们的身体安静放松下来；音乐和运动可以转移我们的注意力。

12

新冠肺炎来袭，如何应对恐慌心理

扫码免费观看视频

恐慌可以分为两类：生理恐慌和心理恐慌。前者如身体出汗，瞳孔放大，身体无法动弹等；后者是指对未知的事情经过大脑毫无根据的胡思乱想之后无限放大形成的对事物的担心，从而丧失对事物的客观评价，这就是心理学上指的"有限理性"。在此次疫情中，我们要谨防心理恐慌，深入学习病毒的有关知识，认识到病毒可控、可防、可治。

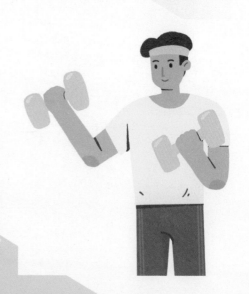

我们应该如何应对恐慌呢？可以尝试按照下列方法来应对。

● 积极参加体育锻炼。适量的体育锻炼能够有效减少心理上的紧张，同时能够增强自身免疫力。

● 保持正常的生活作息。钟南山院士曾提到，保持正常的作息是提高免疫力、有效对抗病毒的方法之一。

● 正确对待网上的过度信息。一天关注疫情信息2~3次足矣，避免信息"过载"给个人带来的不良情绪。

● 接纳自我，相信自我，保持积极心态。每个人都会有各种各样的情绪，允许自己表达负面情绪，接纳自己，告诉自己"虽然疫情形势严峻，但是我能照顾好自己，我们终将战胜疾病！"

● 宣泄倾诉，寻求心理支持。亲密关系人在人类的生活中

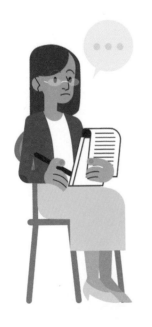
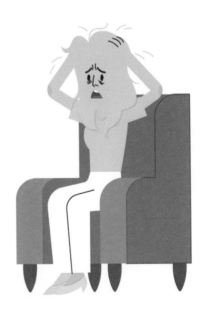

扮演着很重要的角色。当你感觉到自己的情绪不稳定，需要他人给予支持时，应该及时利用电话、网络与家人、亲朋好友交流、倾诉，获得必要的心理支持。

新冠肺炎来袭，如何应对强迫现象

扫码免费观看视频

　　由于新冠肺炎疫情蔓延，有些人可能会担忧不已，感觉空气中到处都是病毒，因此尤其关注卫生状况，从而出现了一些过度行为，如洗手时间过长、频繁更换衣物等。这些在心理学上称为"强迫行为"。对此，我们该怎么办呢？

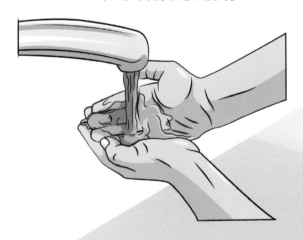

1. 接纳自己的强迫行为

接纳自己的强迫行为，学会与强迫行为和平共处。

2. 承认自己反应过度

告诉自己，在这个重大的公共卫生事件下，我们的确担忧害怕，会格外关注个人卫生，但自己的关注还是过度了。

3. 理性评估被病毒感染的风险，改变认知

用笔写下自己的担忧，并用客观的数据来理性评估被病毒感染的风险。

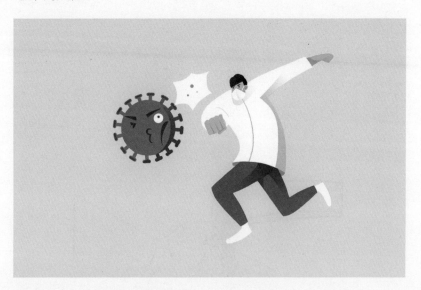

4. 带着担忧转移注意力

带着会被病毒感染的担忧，做些自己喜欢做的事情，越投入越好。

14

居家战"疫"，如何预防和克服睡眠问题

扫码免费观看视频

居家生活，加之对疫情的担心和恐惧，易使我们产生昼夜节律混乱、失眠等问题。那么，居家战"疫"，如何预防和克服睡眠问题？

1. 自律——维持规律的作息

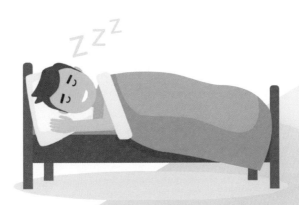

　　科学合理地安排自己的作息时间，并严格执行。睡前不做令人兴奋的活动，可以洗个热水澡或泡个脚，让自己身心放松下来。

2. 自控——严格进行刺激控制

　　将自己的工作、活动和休息空间分隔开来，并进行严格的刺激控制：

当感到困倦时才上床；
（1）

除了睡觉不要在卧室或床上进行其他活动；
（2）

醒来15分钟后离开床或卧室；
（3）

再次有睡意时才能回到卧室或床。
（4）

3. 调适——适当运动和放松训练

　　进行适当的运动，也有利于晚上睡眠。采取一些放松训练，如正念冥想、瑜伽放松等，可以有效地缓解负面情绪，维持良好睡眠。

如果晚上睡不着，又该怎么办呢

1. 让大脑慢下来　把脑海里出现的字句慢慢地重复。如果你有很强的立体想象力，则把想到的话在脑海中写出来，就像用真的纸和笔一样。重复这个过程，一次比一次慢。

2. 与 "辗转反侧" 做斗争　睡觉时翻来覆去，动作太快，翻身越多，精神越焦虑。可以慢慢地翻身，保持微笑并深呼吸，你就会感觉不一样。

3. 睡眠限制　如果躺在床上超过 30 分钟还睡不着，那就起来！一直等到睡意来袭再回到床上。

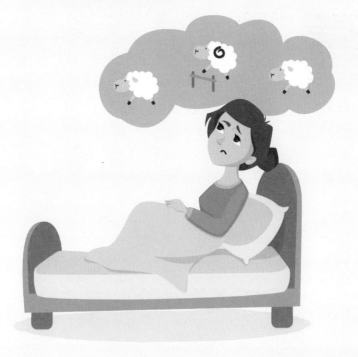

15

疫情下亲子
相处的"家长准则"

扫码免费观看视频

　　一场突如其来的新冠肺炎疫情，让"宅"在家的家长和孩子"史无前例"地拉近了彼此的距离。在这种情况下，家长该怎么做？

一、言传胜于身教

　　在这个特殊的时期，父母更要做好以下几类榜样：

◆ 1.理性认知的榜样

　　每天面对大量关于疫情的信息，不免让人感到些许恐慌。父母要教孩子理性对待这场突如其来的疫情，首先做到白己不恐慌，理性分析各类疫情信息，给孩子做好示范。

2. 规律生活的榜样

健康的作息、规律的生活是防控疫情、提高身体免疫力很重要的方面。因此，家长要合理安排生活作息、三餐饮食，让孩子在规律的生活中宅家。

3. 自主学习的榜样

家长也应该每天规划出一些学习时间。孩子在学习，父母也在学习，打造浓浓的家庭学习氛围。

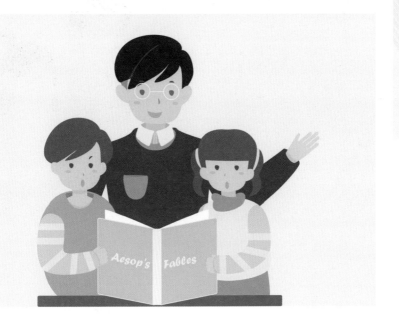

二、多与孩子交流

宅家让亲子朝夕相处，家长可以利用这个机会，和孩子一起阅读、一起锻炼、一起游戏，多了解孩子内心，增进亲子关系。

三、让危机成为契机

家长可以把这场疫情变为孩子自我成长的契机，让孩子学会应对突发情况、独立安排时间、进行自我管理等，促进孩子健康成长。

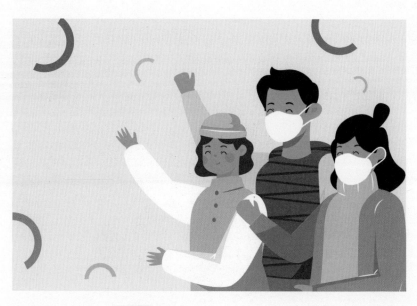

16

家长如何预防
孩子出现应激反应

扫码免费观看视频

1. 耐心陪伴孩子

调整好心态，不在孩子面前表现出不良心态，做孩子的榜样。在孩子感到害怕时，告诉孩子你会一直陪伴他，给孩子安全感。

2. 合理解释疫情信息

对于年龄小的孩子，可借助绘本或采用比喻的方式来讲解。对于年龄稍长的孩子，引导他们关注权威信息，不轻信未经核实的信息。在谈论疫情相关信息时，传递积极心态，引导孩子树立战胜疫情的信心。

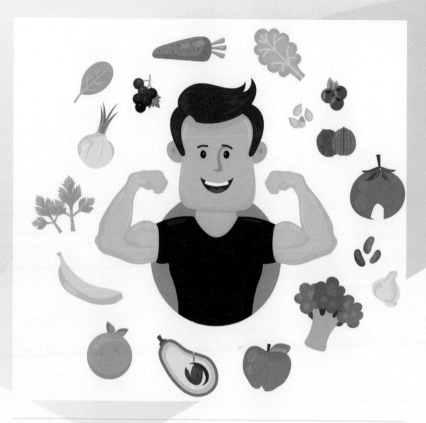

3. 维持正常生活作息

帮助孩子合理安排时间，保证充足的睡眠和健康的饮食。可以通过亲子游戏，引导孩子参与家务活动等，创造美好的体验。

4. 让孩子保持与外界的联系

让孩子通过电话、网络等方式与同学朋友保持联系。鼓励孩子在线上学习，做到停课不停学。让孩子感受到生活、学习并没有受到多大干扰，减少应激反应。

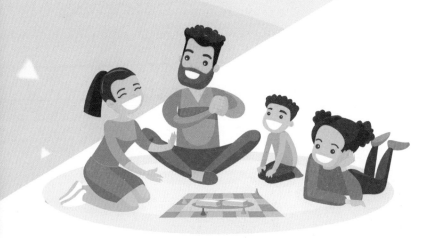

5. 帮助孩子管理情绪

无论什么时候，倾听孩子的表达都是重要的支持方式。也可以通过游戏、绘画等帮助孩子识别和表达情绪，引导他们掌握调适不良情绪的技巧。如果孩子的情绪严重影响学习和生活时，务必寻求专业心理机构的帮助。

17

孩子总担心被感染，家长怎么办

扫码免费观看视频

在这特殊时期，家庭成员出现一两声咳嗽或者身体不舒服，总会引起害怕、焦虑等情绪，一些孩子甚至开始担心家人是否已被感染或迟早会感染，严重影响生活。这里建议家长：

1. 告知居家防疫作用，减少过度焦虑

首先，告诉孩子，不安与焦虑是正常的，只要我们做好防护工作，保持良好作息，居家不外出，完全不用过度担心。运用积极思维，引导孩子积极看待问题。

2. 合理获取权威信息，遵从理性思考

对于没有经验的孩子来说，要避免输入过多负面信息，造成过度担心和焦虑。家长需控制孩子每天接收相关信息的频

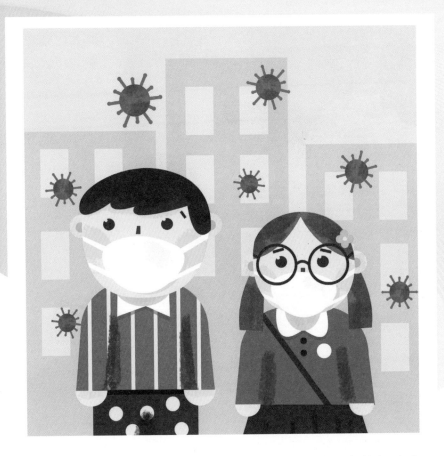

率与时间，尽量避免接收那些未被证实的消息，有效帮助孩子们减轻情绪冲击。

● 3. 保持良好健康心态，做好亲子陪伴

面对疫情，家长不要产生过多的负面情绪，避免将紧张情绪传递给孩子造成心理负担。可以利用这难得的亲子共处时光，多花时间和精力去加深和维系亲子固有感情。一起做家务、体育运动，营造良好的家庭氛围。合理计划生活，充分调动积极性，

让孩子们感觉到在家同样可以丰富多彩，从而轻松面对疫情，共克时艰。

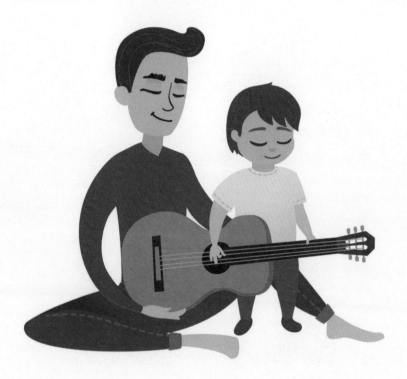

18

孩子无休止地刷手机，家长怎么办

扫码免费观看视频

相信当下大部分孩子都拥有一部智能手机，在假期更是变本加厉地使用，成为了居家生活中的案头之物。面对孩子整天刷手机的情况，家长可以这样做：

1. 控制"屏幕时间"，合理安排生活

与孩子进行协商，协商每天固定的"屏幕时间"，在一个固定的时间段使用手机，其余时间做一个详尽的规划，用于学习看书运动等。

2. 提高孩子对网络的警惕性，辩证看待问题

引导孩子选择正确的信息渠道资源，注意思考，有选择地接受网络上传达的信息，让孩子学习关注那些真正能够带来良

好价值引导的内容。

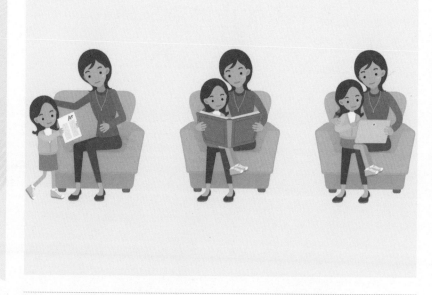

🔷 3. 家长不过度依赖电子产品，以身作则

根据班杜拉的社会学习理论，部分孩子过度依赖电子产品，是受到家长的不良影响。如家长自己就不停地"刷屏"获取信息，或总是盯着电视无所事事，孩子受到

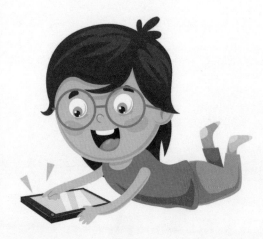

家长行为的替代强化，容易认为这种状态即生活常态。因此家长要以身作则，限制自己的"屏幕时间"，选择其他家庭活动，如家庭亲子阅读、家庭运动等，来取代电子产品的过度使用。

19

抗疫"宅家"，巧用心理游戏点亮亲子关系

扫码免费观看视频

谁是卧底（至少4人参与）

（1）大家围成一圈，一人当裁判。裁判随机出两个相近的词，其中有1人的词和其他人不同，称为卧底。其他人的词相同，平民。

（2）每人用一句话描述自己拿到的词语，最好既不太过明显，避免让卧底察觉，也要给同伴以暗示。

（3）每轮描述完毕，所有人投票选出怀疑的卧底人选，得票最多者出局。若卧底出局，则游戏结束。若卧底未出局，游戏继续。若两人得票相同，则进入PK，大家再从两人中间投出一个。

（4）若卧底撑到最后一轮，则卧底胜，反之，则平民胜。

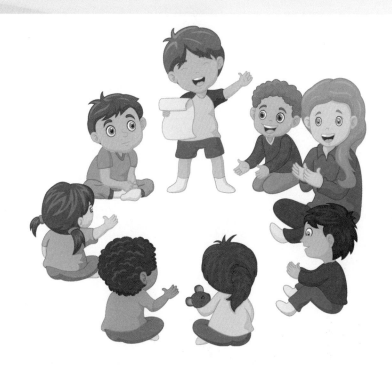

虎克船长

（1）大家围成一圈，每个人给自己取个新名字，并依次自我介绍一遍。

（2）由其中一人开始，说自己的名字两次，然后再叫另一人的名字。

（3）被叫到的人两边的朋友必须马上说："嘿咻！嘿休！"并做出划船动作。

（4）接着再由被叫到的人叫别人的名字[重复步骤(2)]，直到有人做错或做错 3 次接受惩罚。

头脑风暴

（1）大家围坐一圈：在 60 秒内尽可能多地想出回形针（也可用其他任何物品或题目）的用途。

（2）一人负责记录。不允许有批评意见。欢迎异想天开，想法越离奇越好。数量越多越好，不追求质量。大家可轮流出题和记录。

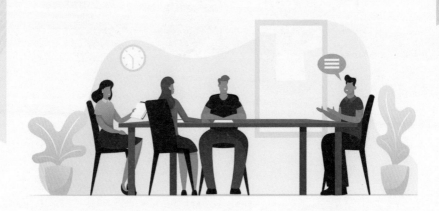

20

特殊时期如何提高
在家远程办公的效率

　　由于疫情防控的需要，很多单位要求员工在家里办公。作为企业领导或主管，如何动员员工在家高效率办公呢？下面从管理心理学角度提供一些建议。

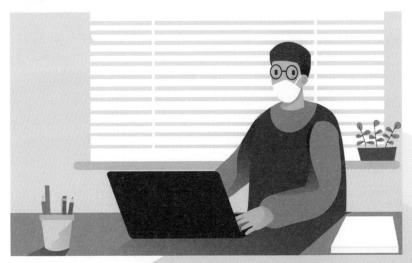

1. 激发积极性

通过拆分任务、明确时间节点，来帮助员工对抗惰性；合理借助在线办公工具，推动办公的"透明化"。

2. 营造归属感

人为制造一些仪式感，发动员工统一做一些事情。如在固定时段，发动大家分享自家窗外的风景，同时在线 K 歌，故事接龙等。重要的不是"在做什么"，而是"我们一起在做"。

3. 提高自我效能

管理者要及时对团队网络中的高效工作行为进行提炼和传播，并且公布给团队成员，帮助他们建立正确的工作习惯。

4. 增强安全感

可以借助工具，发动员工"每日健康打卡""报平安"，提高他们对自己身体和外部环境的感知，增强心理安全感，也实现了对公司疫情监测的数据化管理。

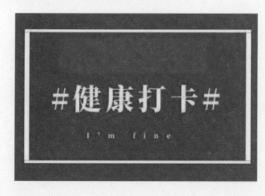

5. 赋予工作社会意义

在这个特殊的时期，可以把正在做的事情并入到社会价值体系中去。例如很多领域的专家都给出了抗击疫情的好方法，传播这些信息就给社会带来了价值。参与其中的员工，自然就能感受到工作的意义。

心理应激调适，老少各有不同

扫码免费观看视频

从发展心理学的视角来看，不同年龄段的人在突发情境中的心理与行为反应是不同的。家里有老有小，如何进行科学而有针对性的自我调适呢？

1. 学前儿童

学前儿童在危机事件中容易害怕、困惑、烦躁，家长需帮助孩子管理情绪。可用绘本、动画片等易理解的方式与孩子分享疫情知识。

2. 学龄儿童

学龄儿童的心理发展快速，他们会产生厌烦情绪、注意力不集中、做噩梦等情况。家长可以引导他们进行深呼吸放松、放声大喊、制作心愿清单等。

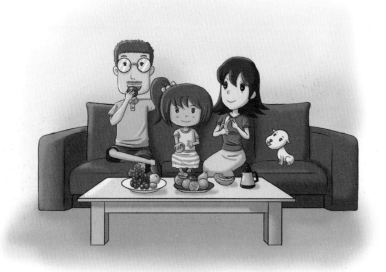

3. 青少年

青少年期身心发展迅速且不平衡。他们可能出现游戏上瘾、易激动、头晕、呼吸急促等情况。可以静心冥想，学会过滤无关信息，多和家长、朋友交流。

4. 成年人

成年人心智已经成熟，但面对疫情，有些人还是会出现失眠多梦、食欲不振等情况。要学会不过度关注疫情，试着接纳不确定的状态，协调好工作、学习和家庭的关系，规律作息，保障睡眠。

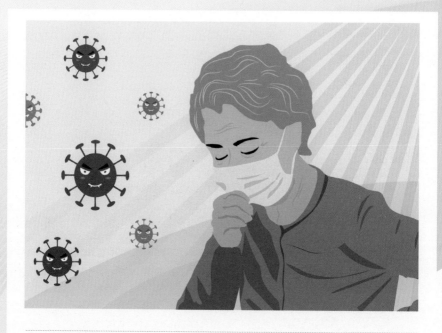

5. 老年人

老年人免疫力差，是传染病的易感人群和高危人群。他们容易出现睡眠障碍、交流困难甚至性格巨变等情况。所以应该提高防护意识、寻求社会支持来提升安全感、保持乐观的心态。

若出现反复做噩梦、攻击行为增加、心境抑郁、恐慌等持续超过一周的症状，建议及时寻求专业的心理帮助。

22

老师应如何帮助家人被隔离的学生

新年伊始，新冠肺炎疫情牵动着我们每一个人的心。如果班级有学生的亲人被隔离了，老师该如何帮助他呢？

1. 提醒学生做好自我防护

由于新冠肺炎具有高度的传染性，老师要提醒学生保护自我，防止感染，只有保证了自身的安全，才是对亲人最大的帮助与安慰。

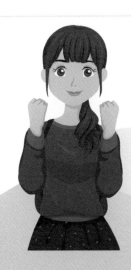

2. 帮助学生理性看待

亲人被隔离，并不意味着一定会被新型冠状病毒感染。而且根据目前已有的数据提示，新冠肺炎的治愈率很高。即使亲人被新冠病毒感染了，也会被治愈的。

3. 教给学生一些心理调节技巧

比如，自我鼓励对话、正念练习、合理情绪疗法等。

4. 与学生保持联系

可以通过打电话、发短信的方式与学生沟通，倾听他的感受，鼓励他，让他减少孤单的感觉。也可以请他的同学和朋友通过网络、电话等方式跟他聊天，陪他度过这段艰难的时间。值得注意的是，关心要"适度"，不要过分夸张，否则会增强他们的紧张感。

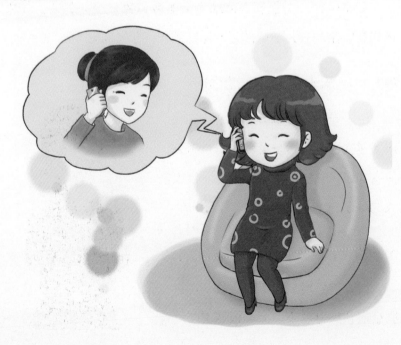

23

疫情之下如何科学引导学生

扫码免费观看视频

新冠肺炎疫情严重,学校延迟开学,老师们的假期却提前结束,不仅每天要关注和上报学生的身体状况,还要准备线上课程等等,想必老师们也充满了焦虑、担忧。那么老师们该怎么做呢?

1. 管理好自己的情绪

作为老师,首先要处理好自己的情绪,避免把不良情绪带给班级群的学生和家长。

2. 疏导学生的负面情绪

组织学生在班级群里谈论自己在认知、情绪和行为等方面的变化及应对,使学生发现自己并不独特,并参考其他同学的方法积极改变，在心理上接受自己，获得成长。

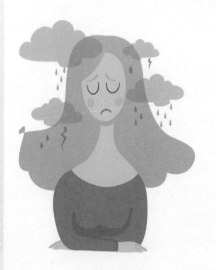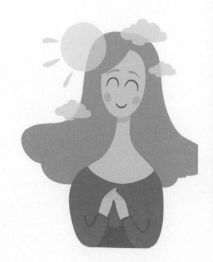

3. 化危机为契机，传播正能量

老师们可以以此次疫情为契机，引导学生学会从国家、从大局的角度考虑问题；以在疫情一线的工作人员为榜样，引导学生培养不畏艰险、勇于担当的精神。

4. 引导学生做好疫情期间的学习计划

中小学生特别是小学生的自主学习能力较差，班主任老师应在班级群引导学生做好学习计划和时间安排，例如寒假作业的收尾工作、新学期上课内容的预习，以及线上学习的安排等等。

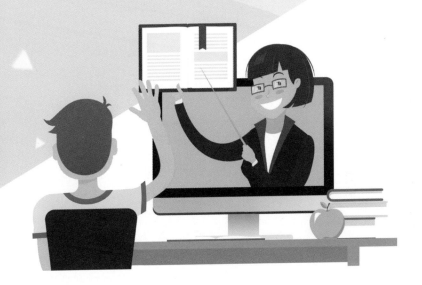

24

线上课堂，如何能让学生更有效地学习

扫码免费观看视频

　　面对新冠肺炎疫情，教育部为确保师生生命安全和身体健康，延期开学。停课不停学，不少的线下课堂转为线上。那么如何让线上课堂也能有效学习呢？

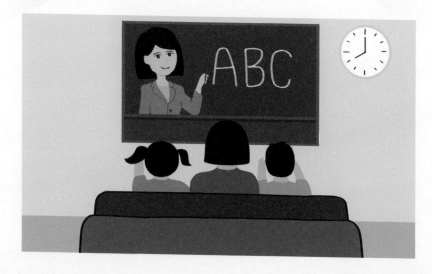

● 1. 加强监管

线上课堂少了老师的直接监管，对于内部学习动机不强的学生，可能容易"神游"出课堂。因此需父母加强监督。

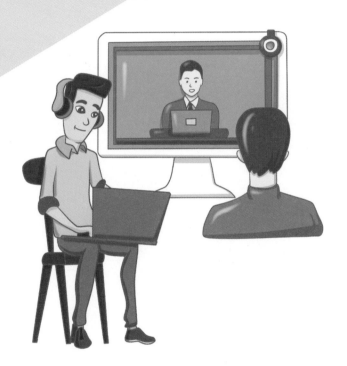

● 2. 及时反馈

看到自己的进步会增强信心，知道自己的错误可及时改正。因此需要老师及时提供反馈，如线上课堂中开设对话小窗口，让学生有参与感；进行线上批改作业等。

● 3. 学生中心

线上课程，尤其录播网课等，允许学生根据自己的兴趣及能力进行进度调整，赋予学生自主学习的自由，充分调动学生的学习热情和学习潜能。

右边这幅图是一个著名的心理学实验的结果，你能从中体会到反馈在学习中的关键意义吗？

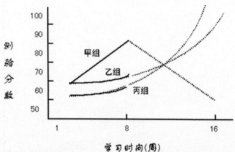

	（前八周）	（后八周）
甲组：	每日告诉学习结果	什么也不告诉
乙组：	每周告诉学习结果	每周告诉学习结果
丙组：	什么也不告诉	每日告诉学习结果

25

你是否也产生了
疑病行为

2020 年，新冠肺炎疫情肆虐，让我们过了一个终生难忘的春节。在全国上下万众一心的努力下，疫情的发展终于慢慢被控制住了。然而有的人发现，这次疫情所带来的焦虑和恐惧，似乎并没有随疫情情况的好转而减少，反而在心里留下了阴影，总感觉空气中到处都是病毒，感觉自己身上出现了不适，表现出疑病行为。那

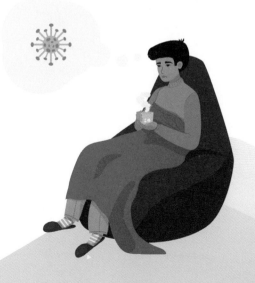

么如何应对这种现象呢？

1. 调整心态

调整心态是国内外心理专家们公认的最有效的自我治疗方法。认识到自己的这种行为其实也是疫情下所带来的正常应激反应，不过分关注。把注意集中在当下，做自己应该做的事，让自己的生活充实丰富起来，寻找让自己开心放松的事情。如：听音乐、适当运动、阅读、深呼吸、瑜伽、写日志、插花、学习烘焙，等等。

2. 移情他处

如果疑病行为者能够将注意力从自己的病情上转移出来，不过分地把自己的身体状况放在心上，可以使疑病行为减轻。要想使疑病行为有所缓解，就应建立一种新的生活方式，如：培养几种爱好，广泛结交朋友，加强对未来生活的参与，使自己忙起来。

3. 适当运动

根据身体状况适当进行一些户外运动，可以有效地缓解疑病行为。积极参加一些集体活动，或参加体育锻炼，转移注意力，增强自己的自信力，逐步摆脱疑病观念。

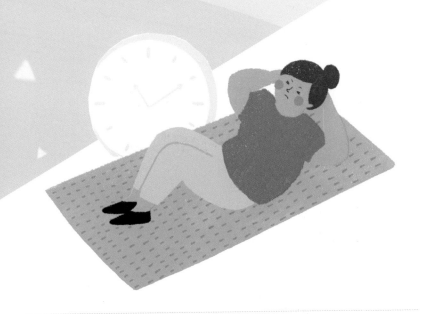

● 4. 必要时候可寻求心理专业人员帮助

如果自身的疑病行为现象过于严重，无法有效控制情绪和行为，应当积极寻求社会支持，把问题告诉家人、朋友、老师，寻求专业机构、专业人士的帮助，如：联系所在学校心理辅导老师或专门的心理咨询机构，也可以通过心理援助热线电话寻求心理援助。

26

疫情之下，返岗复工人员如何调适心理

在经历了春节延长假、延迟复工后，很多人返岗在即。然而，疫情还未完全结束，此时返岗难免会有心理压力——担心环境是否安全、怕被感染等。面对疫情，说不害怕是不现实的。那么返岗复工的心态又该如何调整呢？建议从以下几点入手：

1. 接受返岗现实，接纳负性情绪

首先大家都有返岗的理由，要接受返岗的现实。其次是要接纳自己出现的负性情绪：告诉自己，这是面对不正常情境的正常的反应，不自责，不抱怨。适度的焦虑可以提高警觉水平，是有助于我们渡过危机的。

2.学习防控知识，做好个人防护

"不"——不聚会、不聚餐，不去人多的地方；"戴"——戴口罩；"洗"——勤洗手；"少"——减少对不可靠信息的阅读；"多"——多与亲友（非面对面）联系，创设温暖积极氛围。

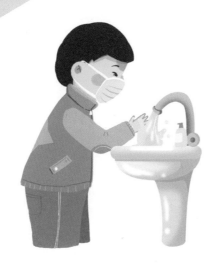

3.适应工作模式，加强交流协作

对于工作场所返岗者，要遵守工作单位的防护要求；无需到工作单位的返岗者，尽快学习和适应线上工作方式，加强和同事的沟通磨合，尽快适应当前的工作模式。

4.用好社会支持，适当工间运动

当感觉到无法承受的压力时，及时向同伴或领导诉说。在短暂的休息时间里和同事说说话，一起唱大家都会唱的歌。也可进行适当的工间运动，如肌肉放松训练，逐步"先紧张后放松"

各个肌群，或者进行深呼吸和冥想等。

● 5. 如果无法自我调节，及时寻求专业帮助

当负性情绪持续时间较长，影响到正常工作，而自己又无法解决。一方面可及时请求换岗或休息；另一方面，可寻求专业帮助。如有需要，可拨打福建师范大学心理学院义务心理支持热线。疫情期间每天 8:00-22:00，为大家提供在线心理疏导服务。心理支持热线：13696837363。

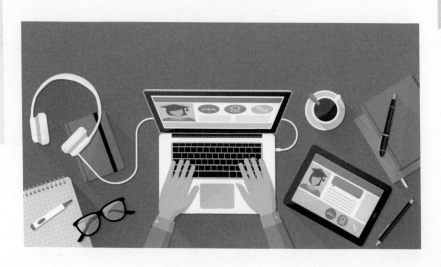